LIBRO DE FOTOS Y
EVANGELIOS

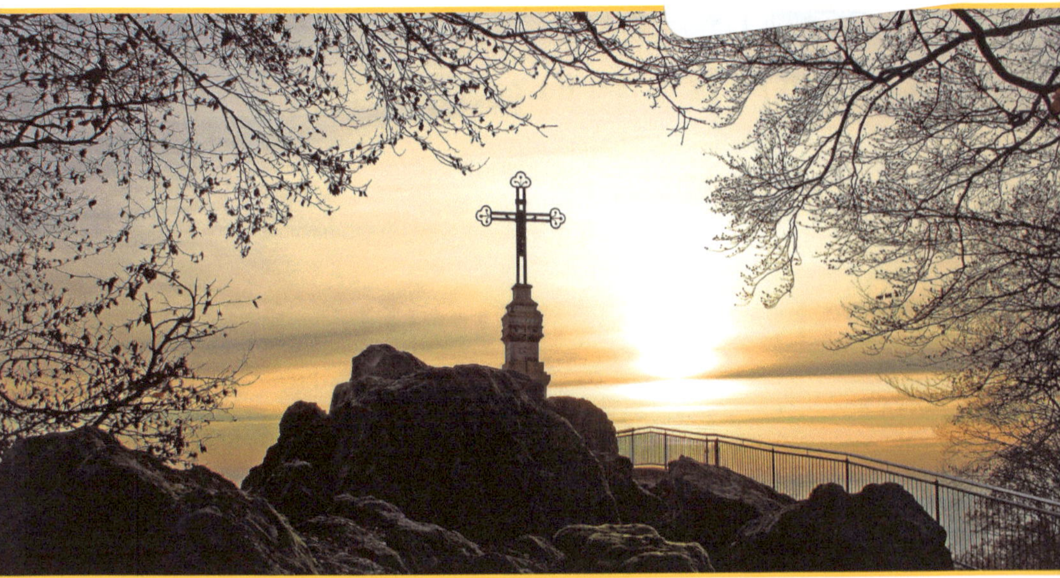

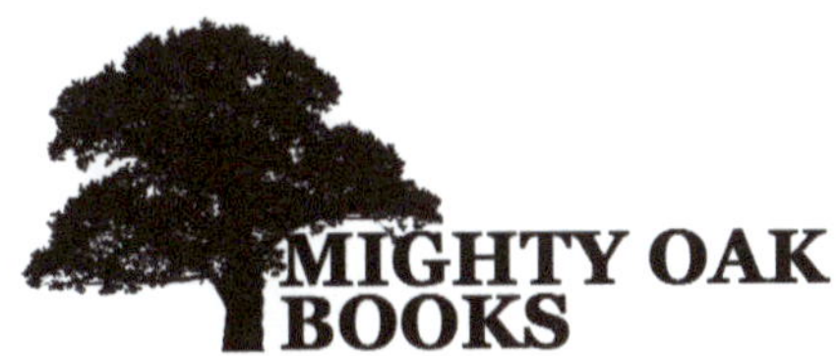

© 2019 Mighty Oak Books

Sí, Dios amó tanto al mundo, que entregó a su Hijo único para que todo el que cree en él no muera, sino que tenga Vida eterna.

Juan 3:16

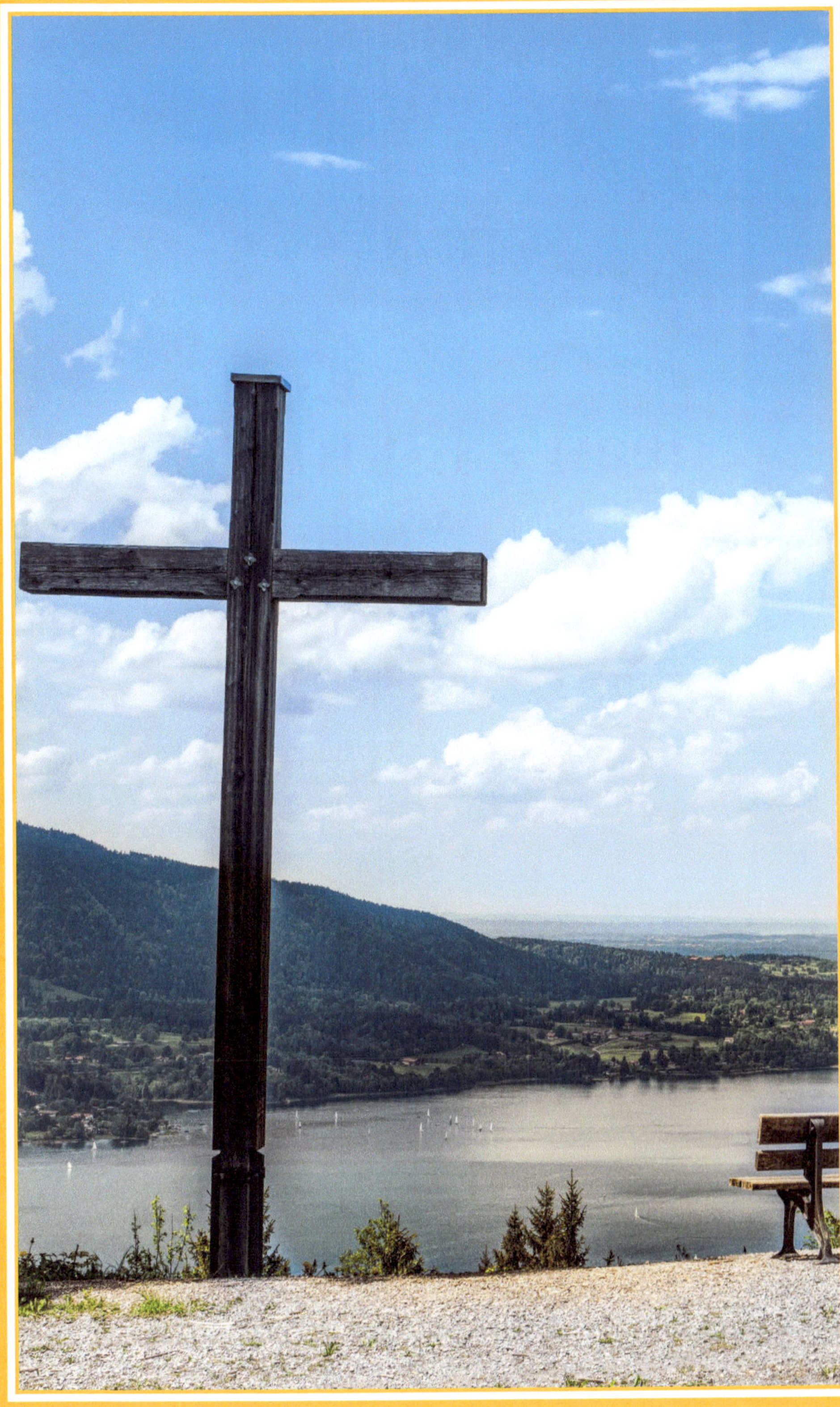

Vengan a mí todos los que están afligidos y agobiados, y yo los aliviaré.

Mateo 11:28

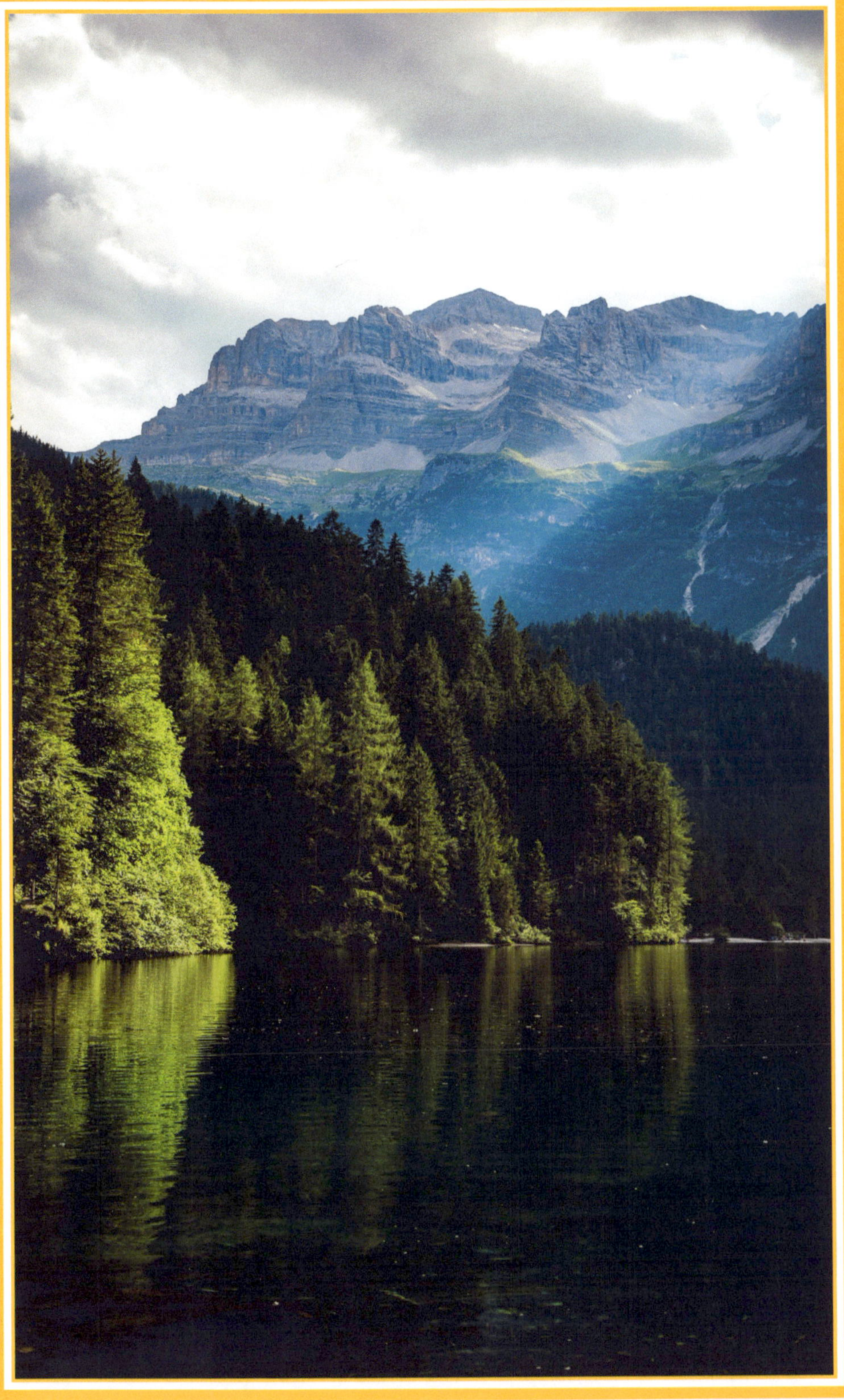

Jesús le respondió: «Yo soy el Camino, la Verdad y la Vida. Nadie va al Padre, sino por mí».

Juan 14:6

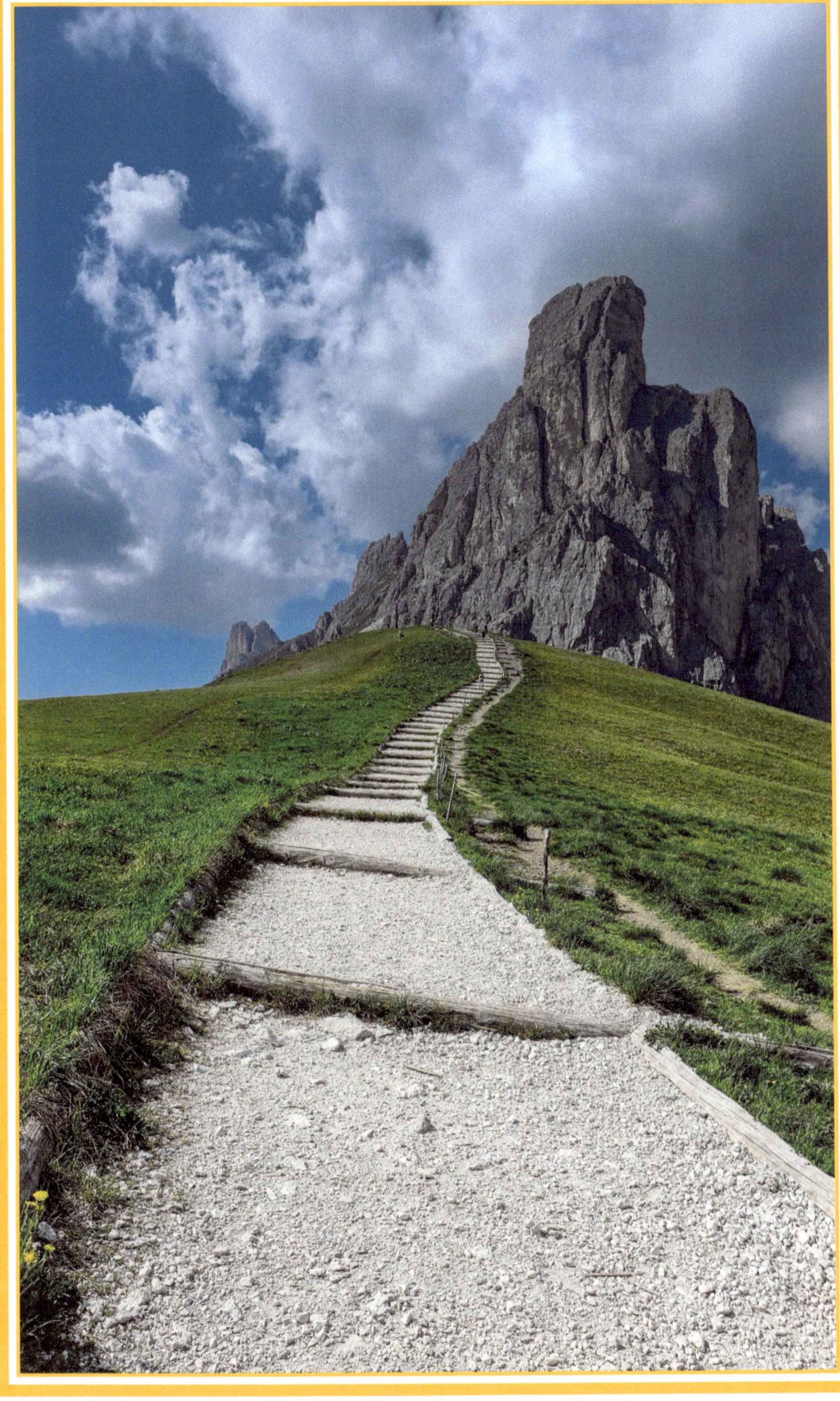

No juzguen y no serán juzgados; no condenen y no serán condenados; perdonen y serán perdonados.

Lucas 6:37

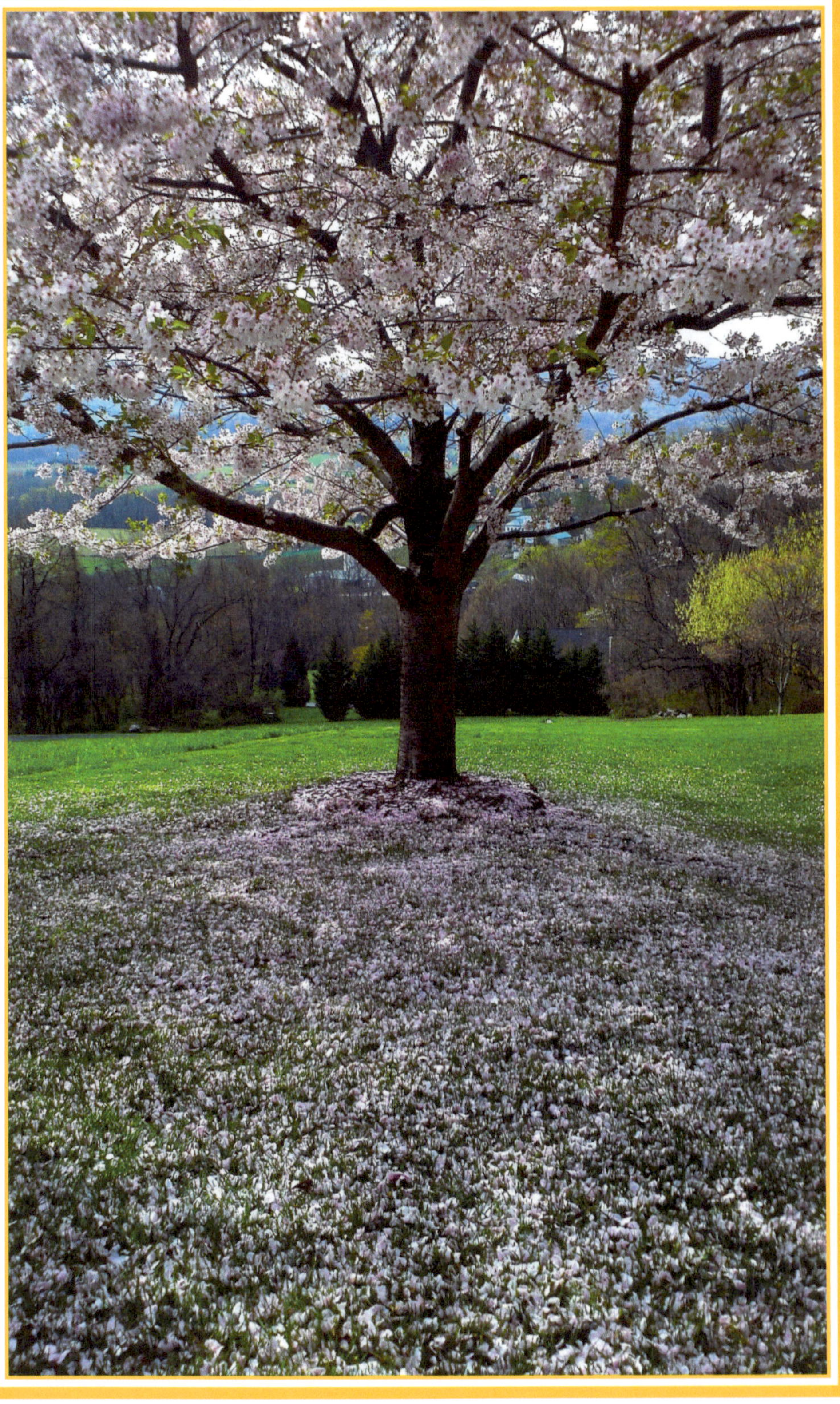

Jesús le respondió:
«Amarás al Señor,
tu Dios, con todo tu
corazón, con toda tu
alma y con todo
tu espíritu».

Mateo 22:37

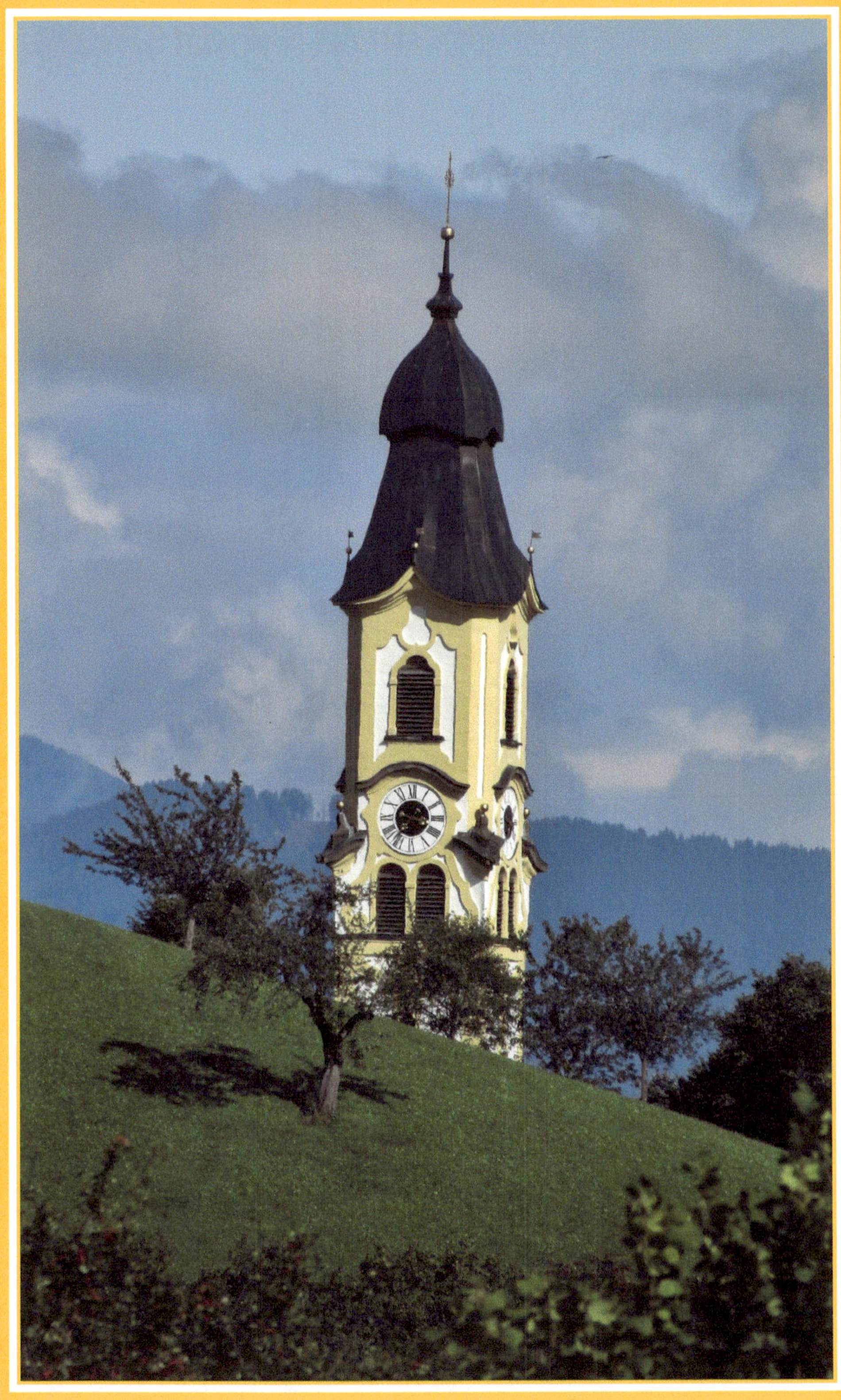

Jesús respondió:
«Lo que es imposible
para los hombres, es
posible para Dios».

Lucas 18:27

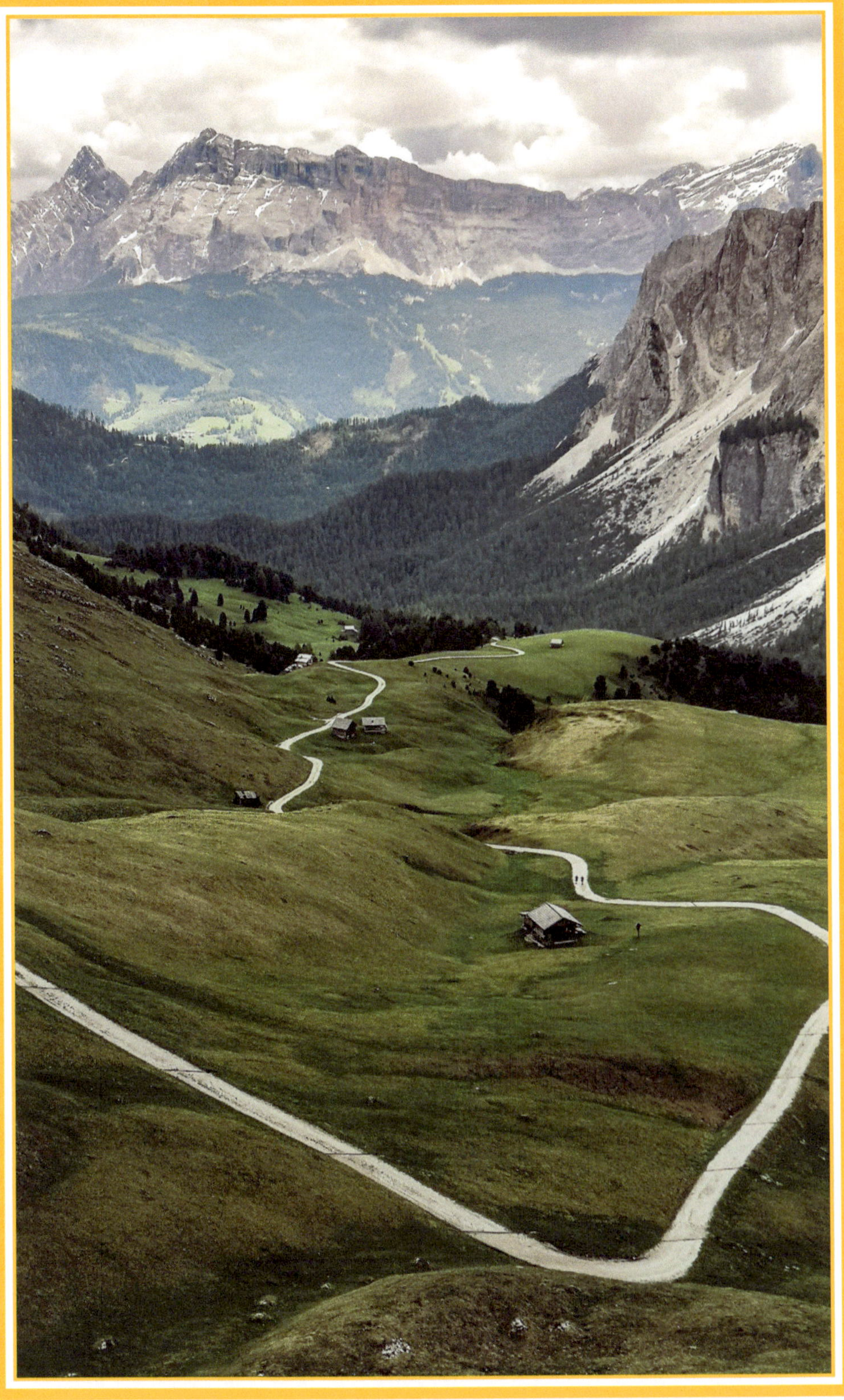

Busquen primero el Reino y su justicia, y todo lo demás se les dará por añadidura.

Mateo 6:33

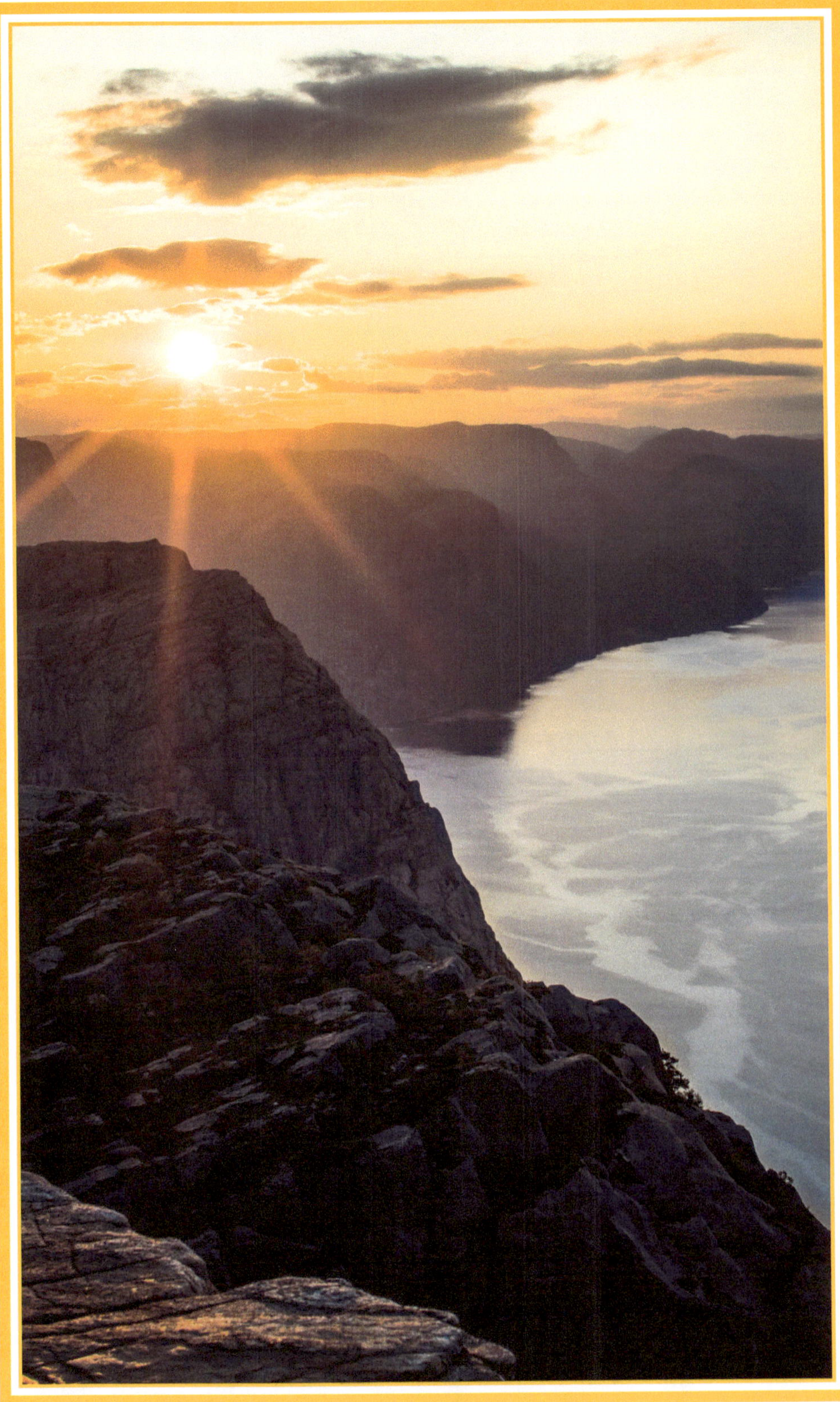

Les doy un mandamiento nuevo: ámense los unos a los otros. Así como yo los he amado, ámense también ustedes los unos a los otros.

Juan 13:34

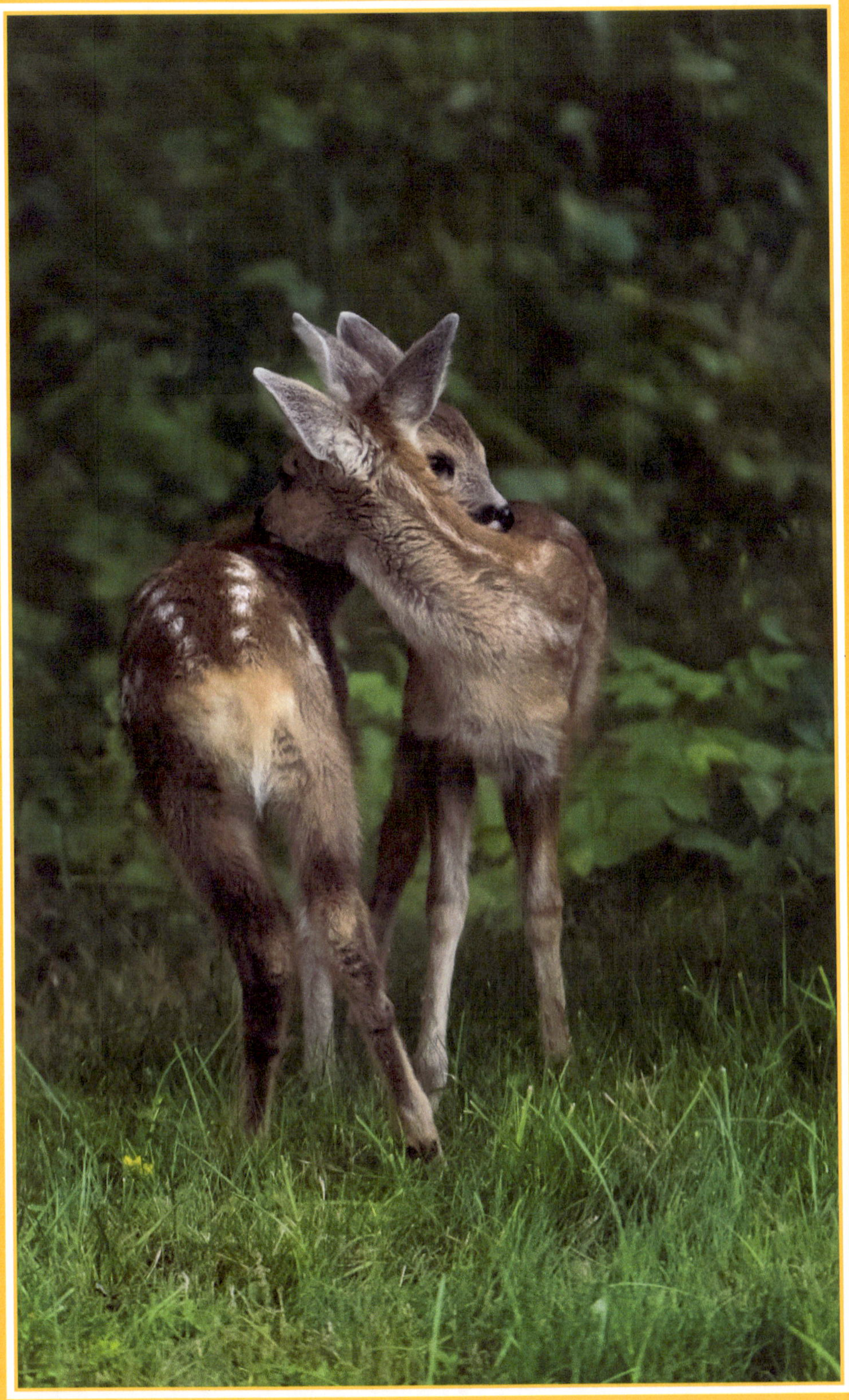

Gloria a Dios en las alturas, y en la tierra, paz a los hombres amados por él.

Lucas 2:14

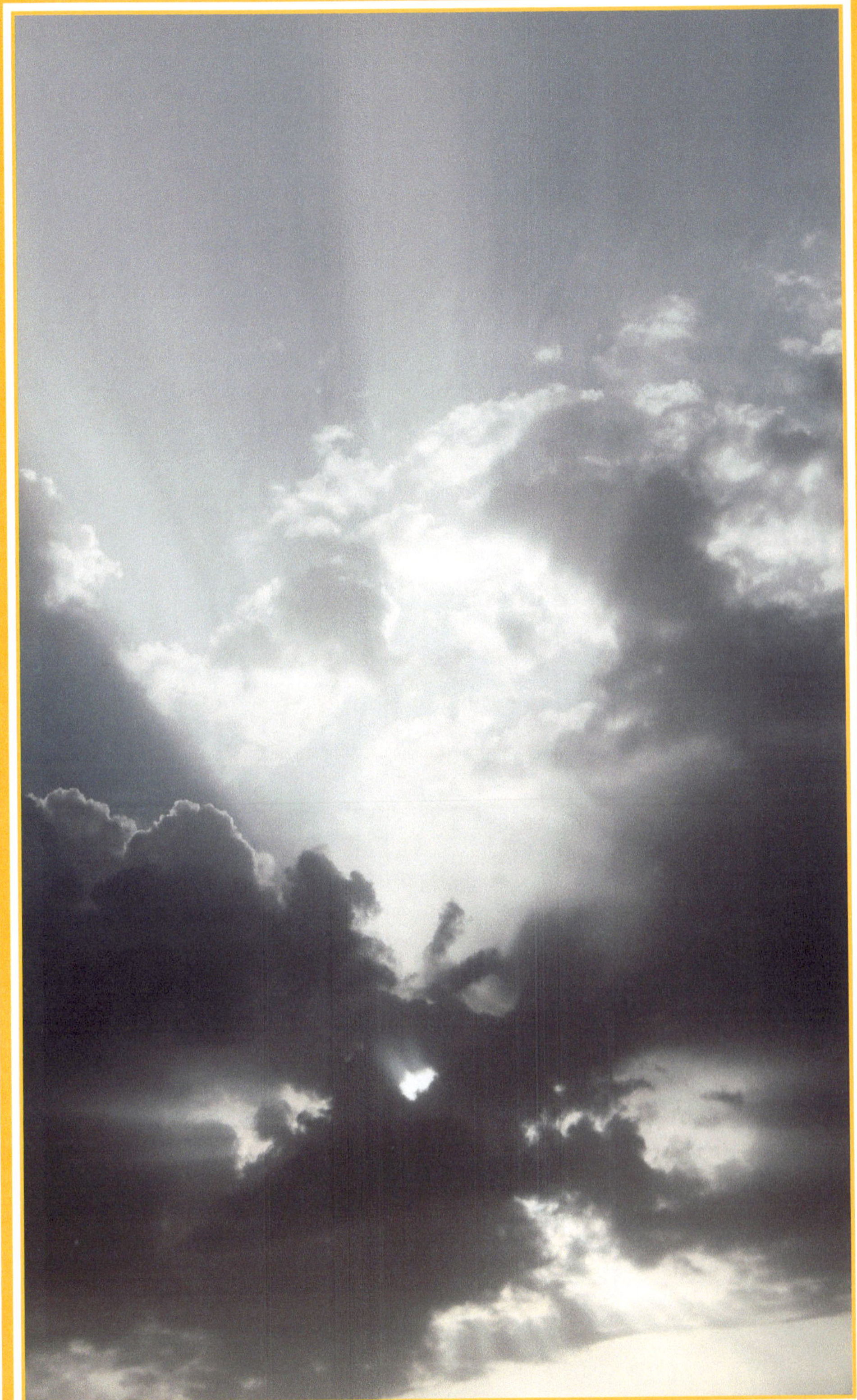

Mis ovejas escuchan mi voz, yo las conozco y ellas me siguen. Yo les doy Vida eterna: ellas no perecerán jamás y nadie las arrebatará de mis manos.

Juan 10:27-28

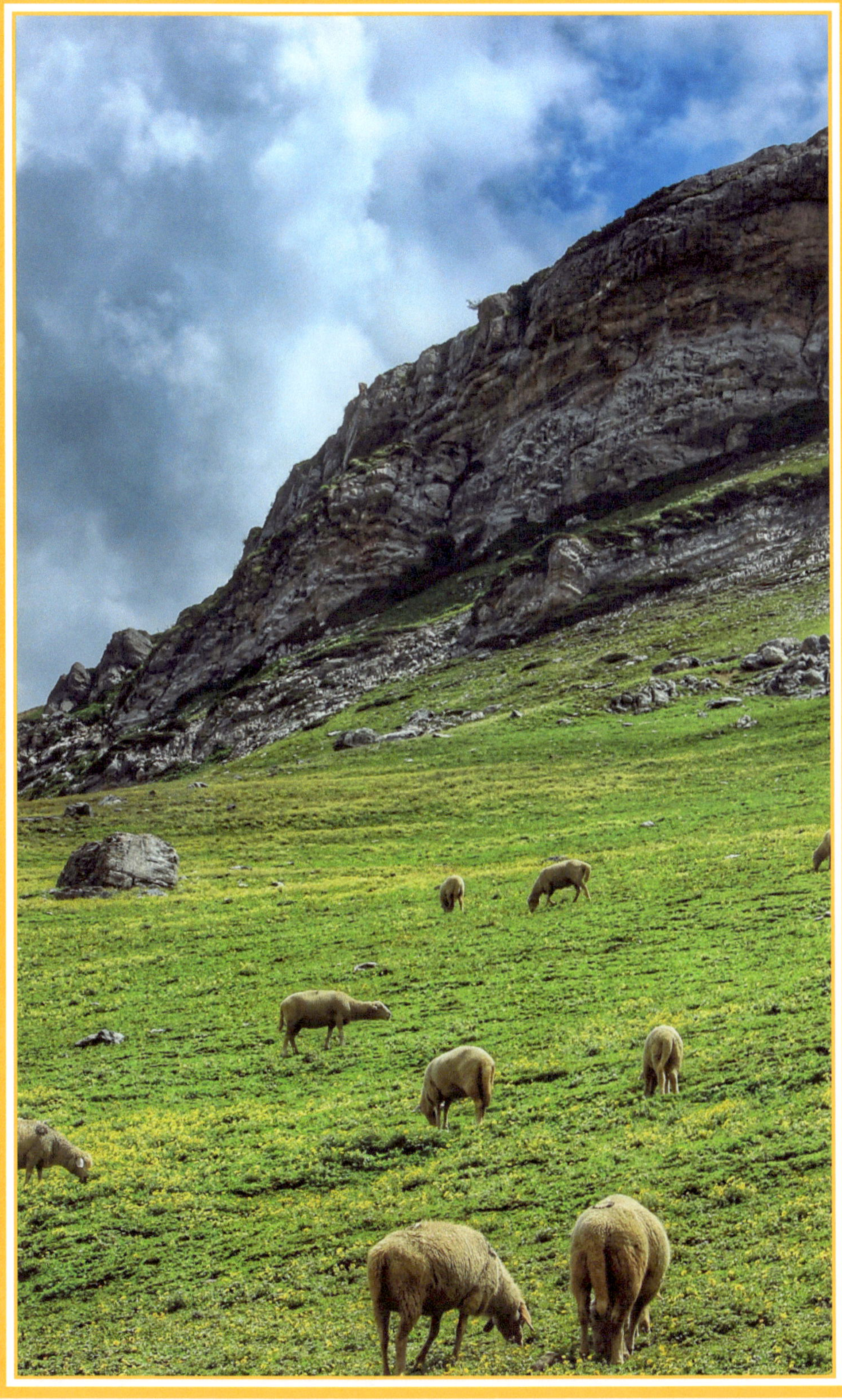

Pidan y se les dará;
busquen y encontrarán;
llamen y se les abrirá.

Mateo 7:7

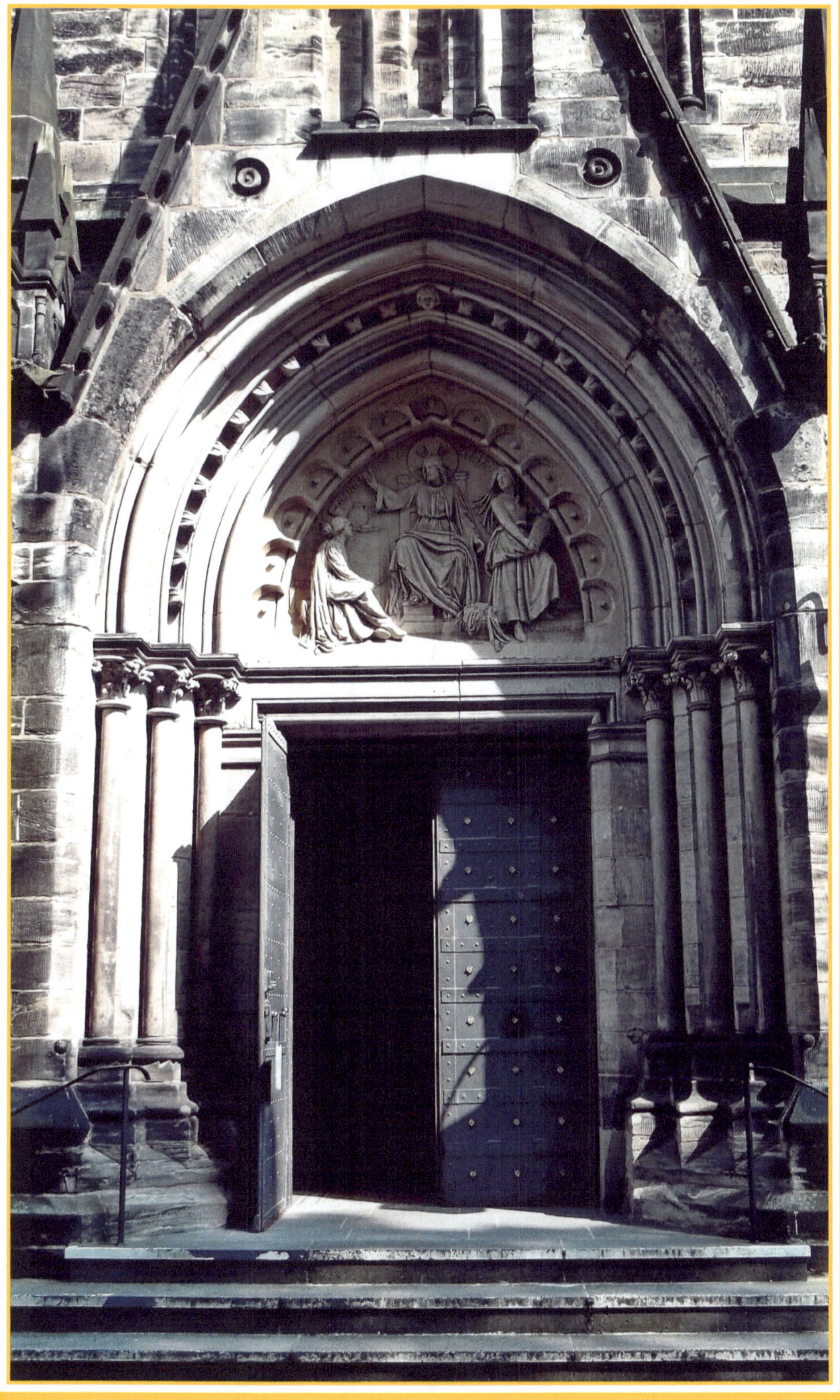

Por eso les digo:
Cuando pidan algo en la
oración, crean que ya lo
tienen y lo conseguirán.

Marcos 11:24

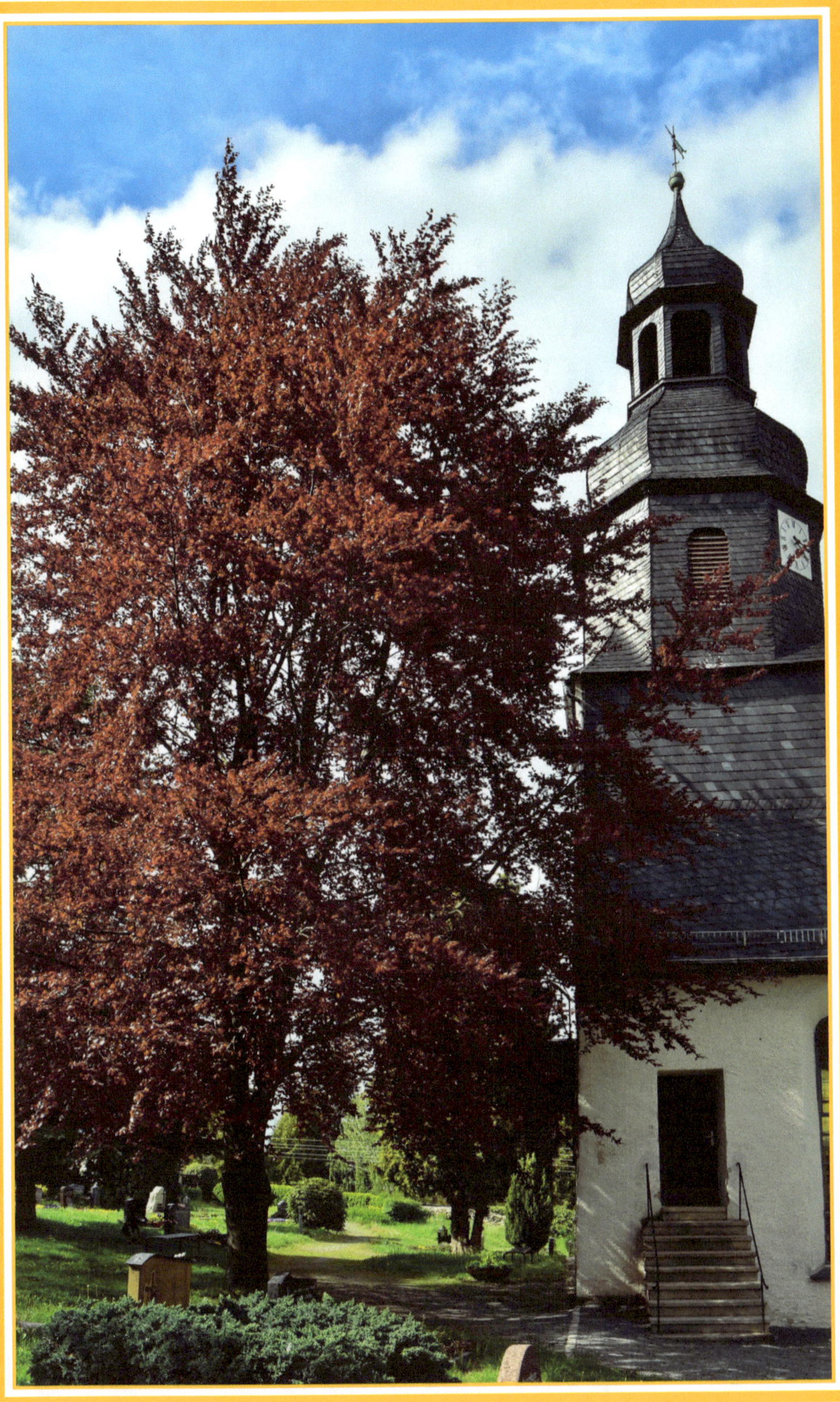

Porque el mismo Hijo del hombre no vino para ser servido, sino para servir y dar su vida en rescate por una multitud.

Marcos 10:45

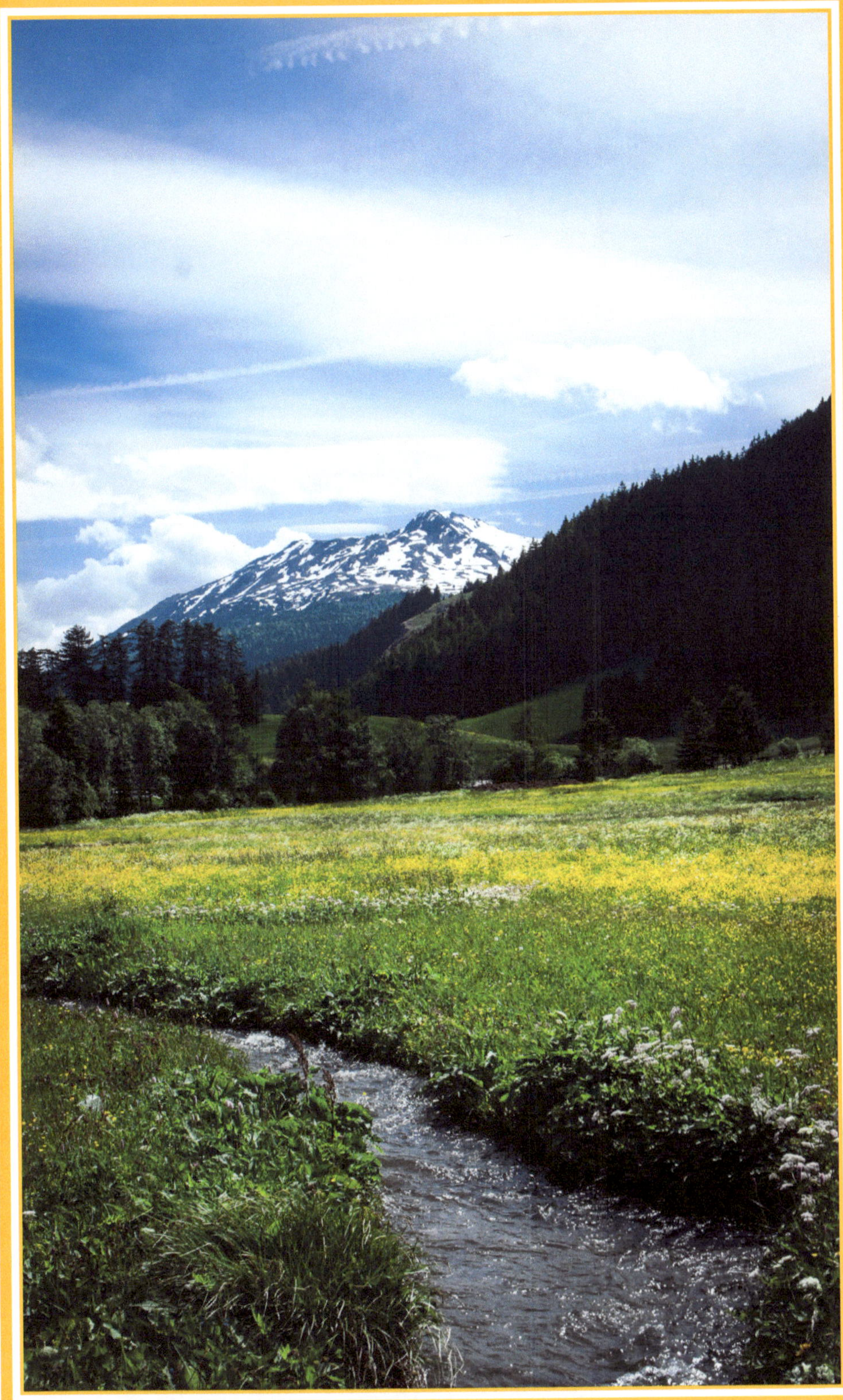

Después le enseñó con una parábola que era necesario orar siempre sin desanimarse.

Lucas 18:1

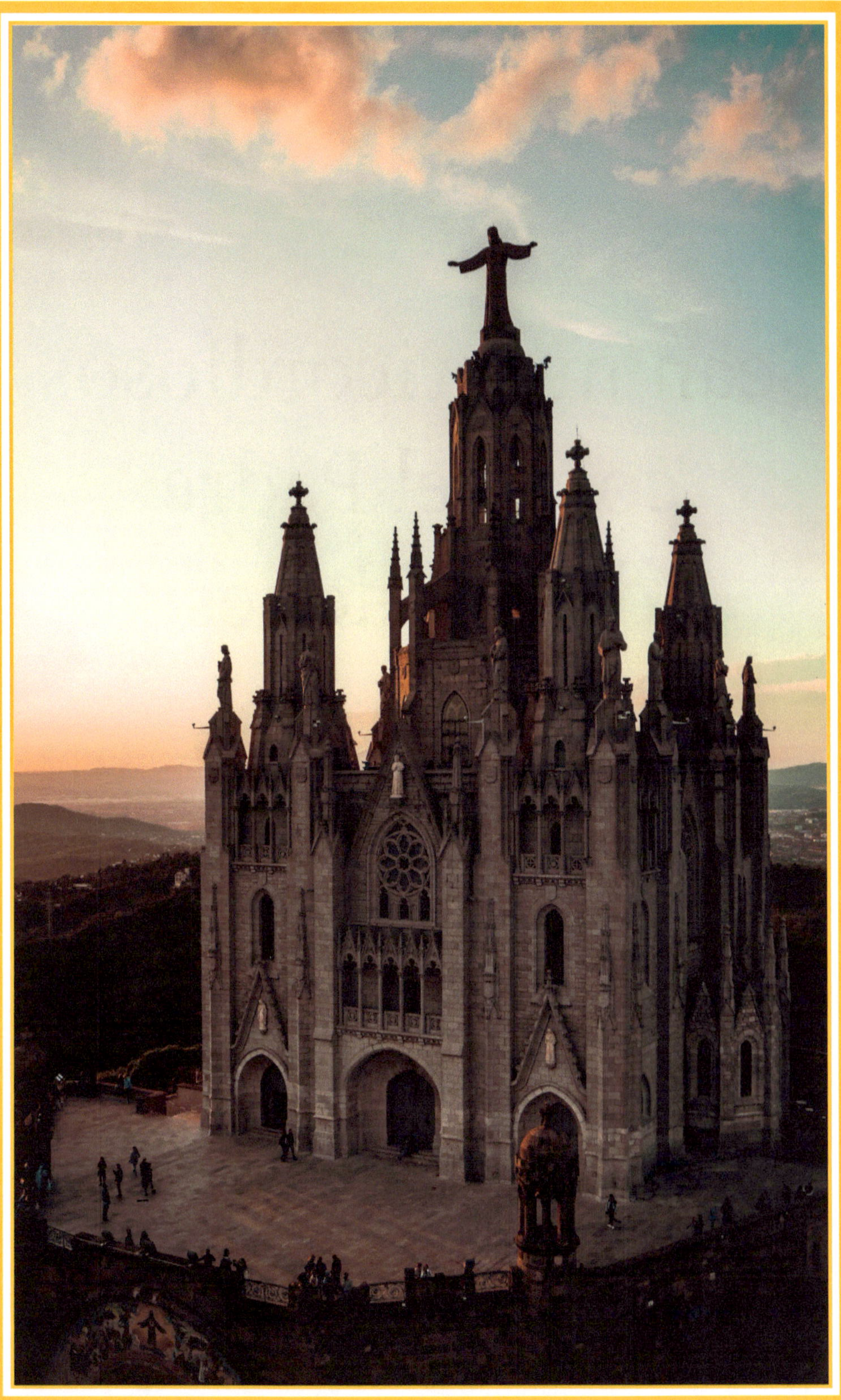

Sean misericordiosos,
como el Padre
de ustedes es
misericordioso.

Lucas 6:36

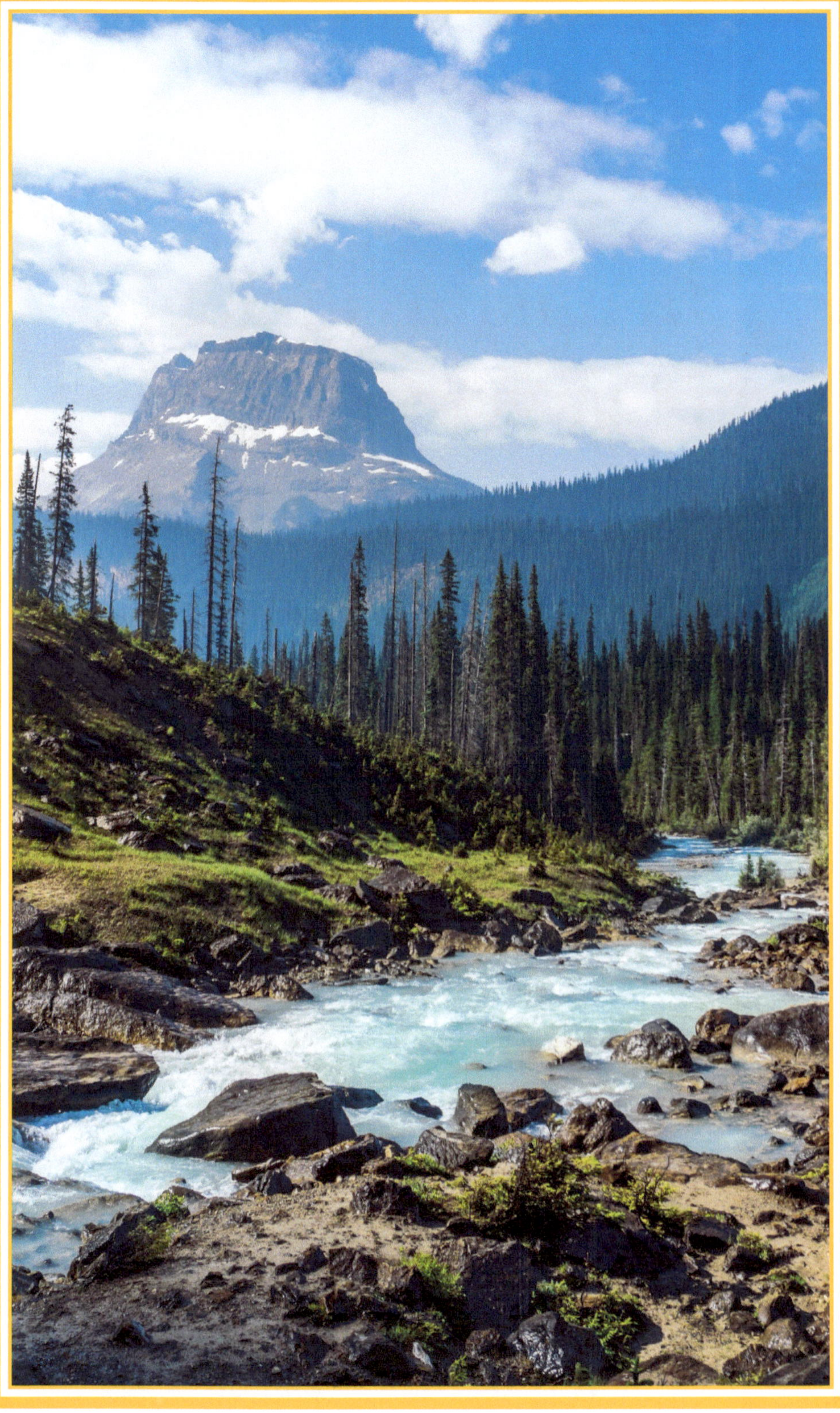

Y tú amarás al Señor, tu Dios, con todo tu corazón y con toda tu alma, con todo tu espíritu y con todas tus fuerzas.

Marcos 12:30

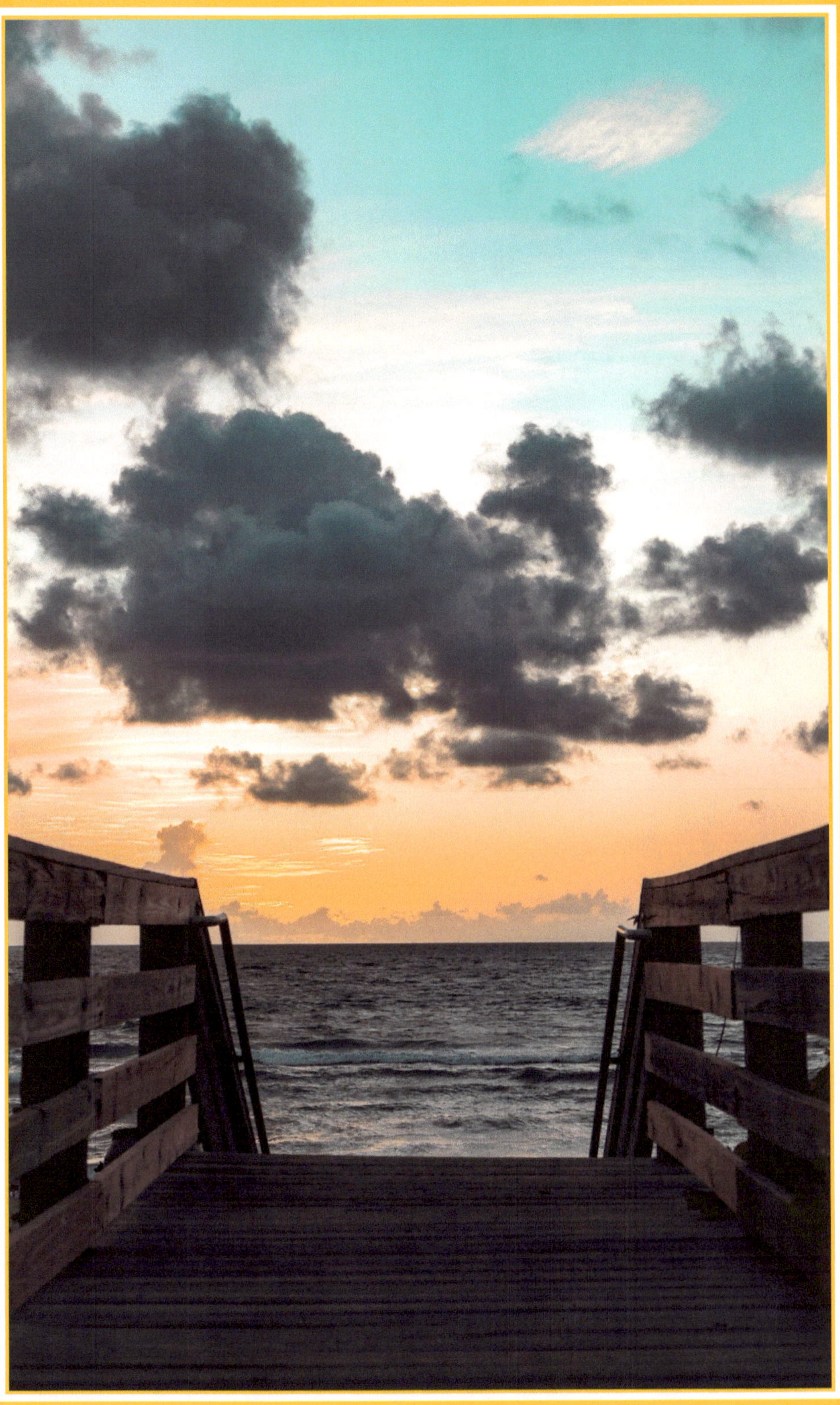

«¡Si puedes...!»,
respondió Jesús. «Todo
es posible para el que
cree».

Marcos 9:23

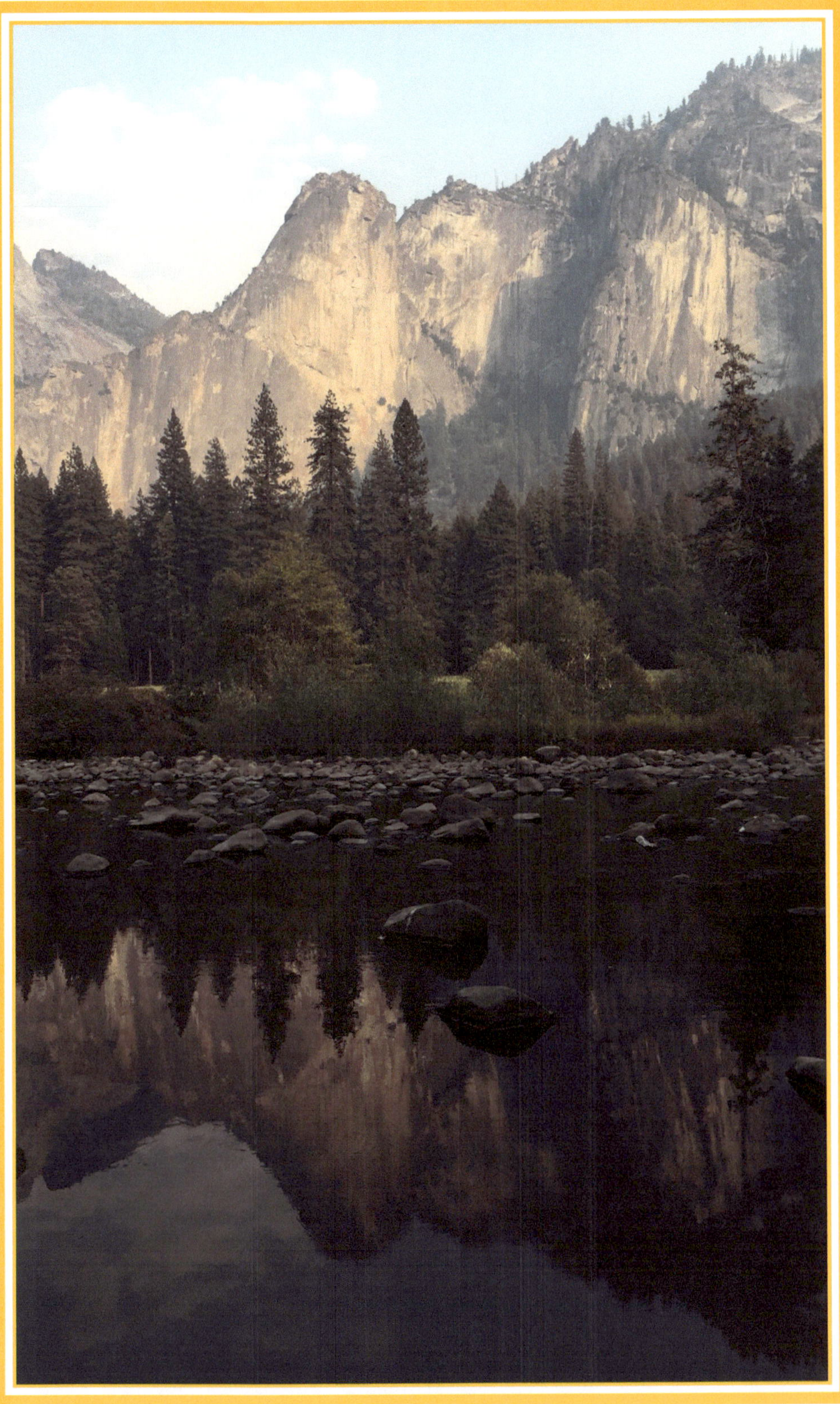

Por el camino, proclamen que el Reino de los Cielos está cerca.

Mateo 10:7

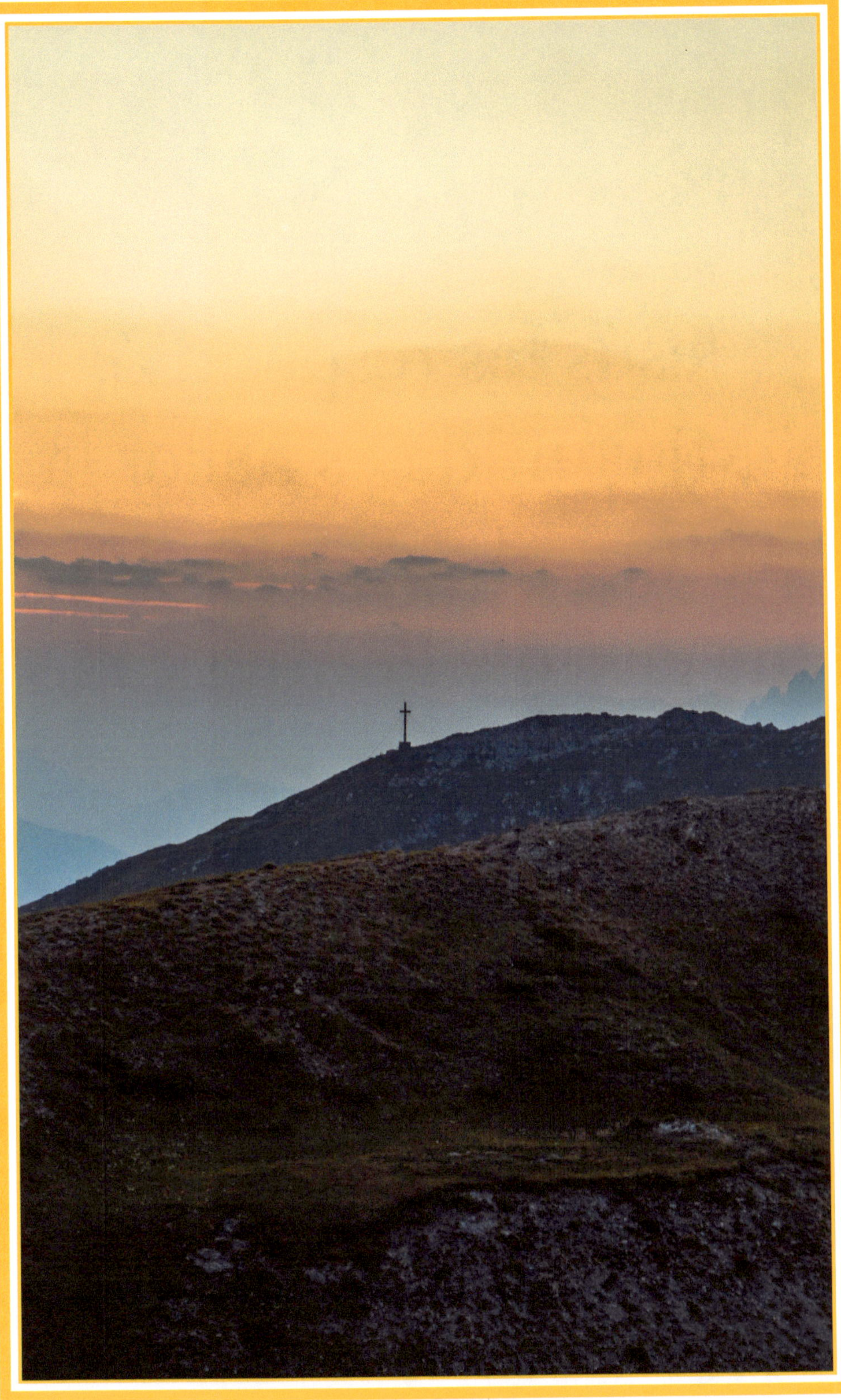

Jesús les respondió:
«Mi comida es hacer la
voluntad de aquel que
me envió y llevar a cabo
su obra»

Juan 4:34

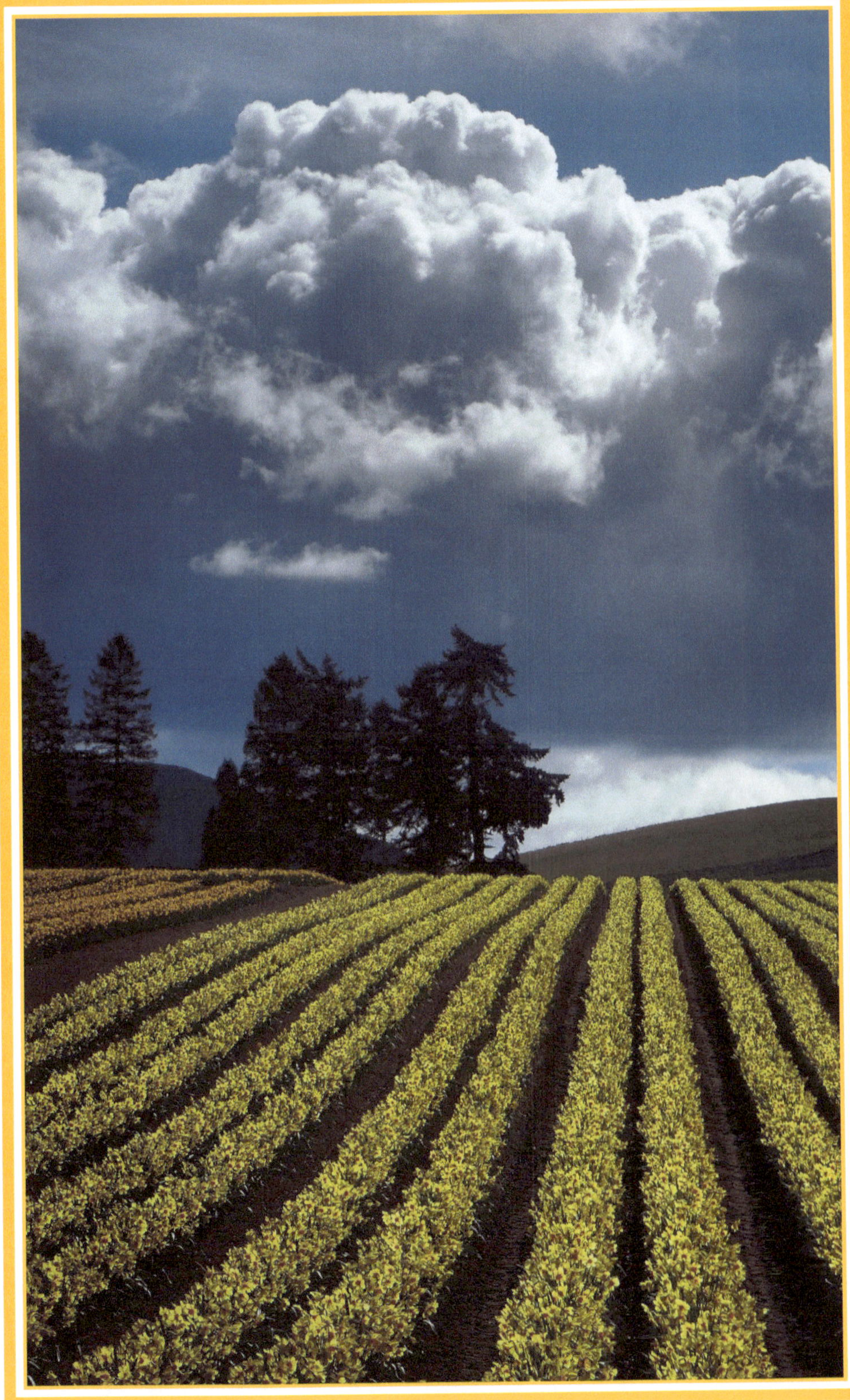

Mientras comían, Jesús tomo el pan, pronunció la bendición, lo partió y lo dio a sus discípulos, diciendo: «Tomen, esto es mi Cuerpo»

Marcos 14:22

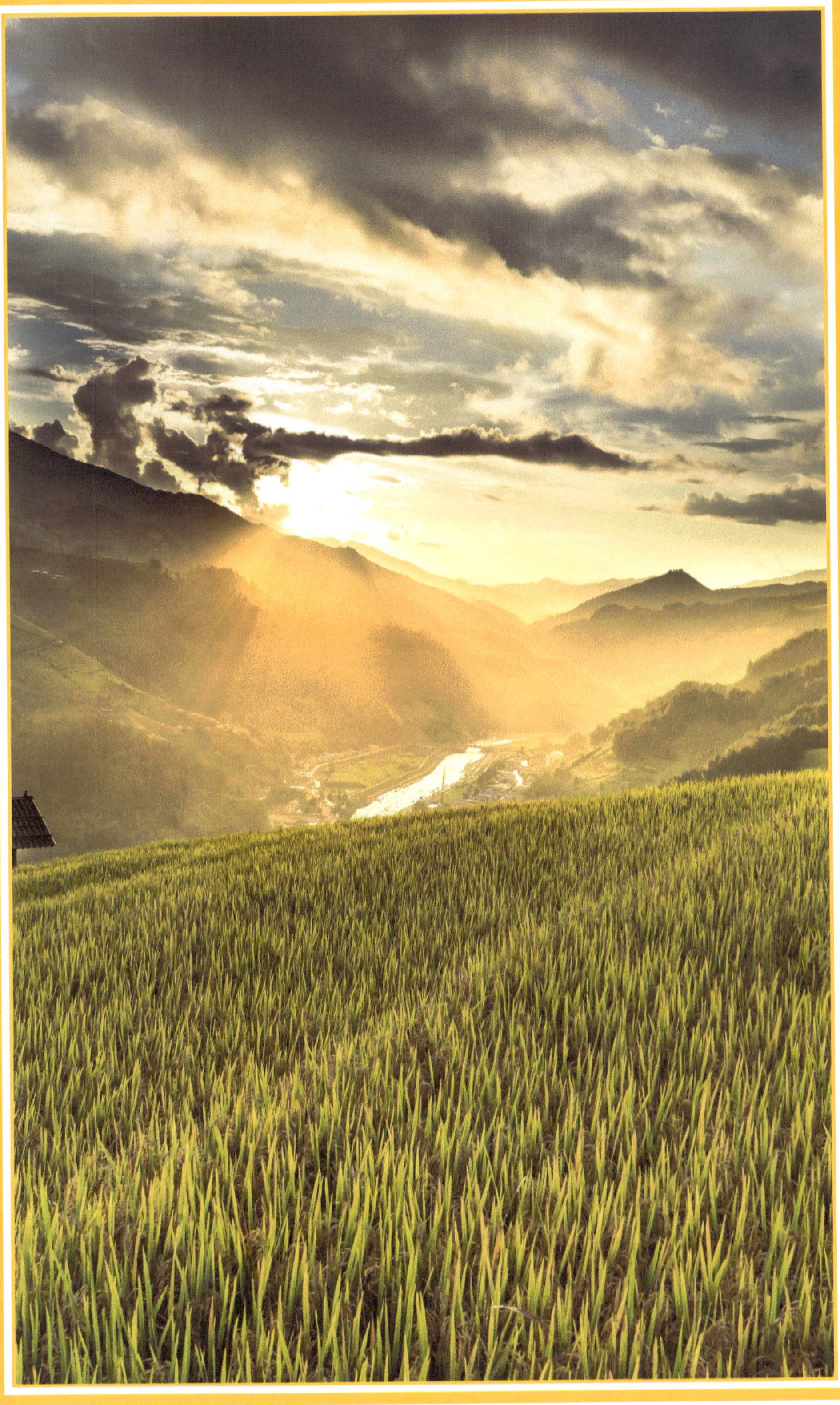

www.ingramcontent.com/pod-product-compliance
Lightning Source LLC
Chambersburg PA
CBHW041807260726
48664CB00035B/1454